Ichraf Ammar
Rania Kalboussi
Nouha Ben Ammar

Tuberculose mamária

Ichraf Ammar
Rania Kalboussi
Nouha Ben Ammar

Tuberculose mamária

Revisão da literatura

ScienciaScripts

Imprint

Any brand names and product names mentioned in this book are subject to trademark, brand or patent protection and are trademarks or registered trademarks of their respective holders. The use of brand names, product names, common names, trade names, product descriptions etc. even without a particular marking in this work is in no way to be construed to mean that such names may be regarded as unrestricted in respect of trademark and brand protection legislation and could thus be used by anyone.

Cover image: www.ingimage.com

This book is a translation from the original published under ISBN 978-620-6-72540-4.

Publisher:
Sciencia Scripts
is a trademark of
Dodo Books Indian Ocean Ltd. and OmniScriptum S.R.L publishing group

120 High Road, East Finchley, London, N2 9ED, United Kingdom
Str. Armeneasca 28/1, office 1, Chisinau MD-2012, Republic of Moldova, Europe
Printed at: see last page
ISBN: 978-620-8-20586-7

TUBERCULOSE MAMÁRIA: REVISÃO DA LITERATURA

INTRODUÇÃO

A tuberculose mamária é uma forma rara de tuberculose extra-pulmonar, mesmo em países endémicos. Representa 0,06 a 0,1% de todos os casos de tuberculose. O principal agente causador, Mycobacterium tuberculosis ou bacilo de Koch, é transmitido por via aérea através de microgotículas de muco chamadas gotículas de Pflügge expelidas pela tosse, espirros e cuspo.

Esta doença pode afetar muitos órgãos, mas os pulmões são os mais comuns [1].

A tuberculose mamária ocupa o último lugar entre as localizações viscerais. Afecta principalmente as mulheres durante os anos férteis [2].

No entanto, deve ser distinguida de outras patologias mamárias, nomeadamente do cancro, dadas as semelhanças clínicas e radiológicas. De facto, a tuberculose mamária é frequentemente confundida com uma lesão cancerosa, cujo diagnóstico só pode ser confirmado por exames anatomopatológicos e bacteriológicos [3] .

O tratamento baseia-se principalmente em medicamentos anti-tuberculose, mas por vezes é necessário recorrer à cirurgia.

ESTRATÉGIA DE INVESTIGAÇÃO

As nossas pesquisas foram efectuadas na PubMed, no Google Scholar e na Web of Science. Utilizámos a seguinte estratégia de pesquisa: (tuberculosis or TB) and (breast). Incluímos estudos publicados em inglês e francês até ao ano de 2023.

EXTRACÇÃO E ANÁLISE DE DADOS

Cada um dos estudos incluídos foi lido cuidadosamente para extrair dados relevantes. Os dados extraídos incluíram: dados epidemiológicos, caraterísticas gerais dos participantes, factores de risco para a tuberculose mamária, tipo e localização das lesões, manifestações clínicas, exames complementares, procedimentos de diagnóstico, tratamento curativo e preventivo e prognóstico. Salientamos as dificuldades no diagnóstico diferencial com outras mastopatias, nomeadamente o cancro da mama, de forma a evitar a necessidade de investigações por vezes mutilantes.

DISCUSSÃO

A. EPEDEMIOLOGIA :

A tuberculose (TB) é uma das infecções bacterianas mais disseminadas no mundo. Em 2018, a OMS registou dez milhões de novos casos de TB, a grande maioria dos quais em países em desenvolvimento [4]. No entanto, a tuberculose mamária (mastite tuberculosa) não é comummente observada na prática médica. Foi descrita pela primeira vez por Sir Astley Cooper em 1829 como um "tumor mamário frio" [5]. A incidência da mastite tuberculosa varia entre 0,1% nos países desenvolvidos e cerca de 4% nos países altamente endémicos [6,7]. É geralmente diagnosticada em mulheres jovens e multíparas que estão a amamentar [8,9].

O termo "mastite tuberculosa primária" é usado especificamente para os casos raros em que o bacilo da tuberculose infecta primeiro a mama. A "mastite tuberculosa secundária" é utilizada em casos de co-infeção com tuberculose noutras partes do corpo [10].

A tuberculose mamária primária é um tipo muito raro de tuberculose [11]. Ocorre em mulheres em idade fértil, mas pode afetar a mama feminina em qualquer idade [14]. A tuberculose mamária raramente afecta os homens [12]. Representa aproximadamente 0,025 a 0,1% de todas as doenças da mama tratadas cirurgicamente [13]. A tuberculose mamária é mais comum nos países em desenvolvimento e tem uma incidência menor nos países ocidentais [11]. O tecido mamário não é frequentemente um ambiente adequado para o crescimento dos bacilos da tuberculose [15].

Na Tunísia, a tuberculose mamária é ainda uma forma muito rara de tuberculose extrapulmonar, representando cerca de 0,2% [17]. A tuberculose mamária representa 0,025 a 4,5% de todas as patologias mamárias [18], e a sua frequência varia consoante a região geográfica.

B. VIAS DE CONTAMINAÇÃO:[19]

Classicamente, **existem dois tipos** de tuberculose mamária:

• tuberculose mamária primária :

Esta é a forma em que a tuberculose parece estar estritamente localizada na mama. É claramente a mais frequente, representando 60% dos casos.

No entanto, esta opinião é controversa, e alguns autores acreditam que outros focos tuberculosos, principalmente gânglios linfáticos pulmonares e intercostais cicatrizados, passam de facto despercebidos, e que esta forma primária é extremamente rara, reservada aos casos de inoculação direta.

• tuberculose mamária secundária :

Esta é a forma em que outros órgãos são afectados. Esta forma secundária parece ser muito menos frequente do que a forma primária. Existem **cinco vias principais de contaminação** da mama por tuberculose:

• a via hematogénica. Esta via é raramente descrita. A localização das lesões não é determinada pela posição dos vasos, mas sim pela estrutura da glândula mamária. A sua distribuição é lobular e ductal, tal como no pulmão;

• pela via linfática. A disseminação do bacilo de Koch ocorre de forma retrógrada ou anterógrada a partir de adenopatias intratorácicas, cervicais, supra-claviculares ou axilares. De acordo com a teoria de Cooper, a comunicação entre as glândulas axilares e a mama conduz a danos secundários na mama através da extensão linfática retrógrada.

• a via do canal radicular. Esta via de contaminação é muito raramente observada. A dilatação dos ductos galactóforos nas mulheres durante a gravidez e a lactação, bem como as alterações circulatórias locorregionais no decurso da gravidez e da lactação, são factores que podem levar à contaminação. deste período aumentaria a sensibilidade destes ductos à infeção, nomeadamente pelo bacilo de Koch.

• por contiguidade. Trata-se da propagação do bacilo de Koch a partir de um local tuberculoso que afecta uma costela, o esterno, um local cartilaginoso, a junção esternocostal, o pulmão, a pleura, a parede torácica ou um local intra-abdominal.

• a via direta. Trata-se de uma via de contaminação muito rara, senão mesmo excecional. Trata-se da penetração transcutânea do bacilo na mama na sequência de uma abrasão cutânea ou galactofórica.

C. DIAGNÓSTICO CLÍNICO :

O diagnóstico [20] é sempre difícil porque a tuberculose da mama pode imitar um grande número de condições, particularmente em mulheres idosas, onde o cancro da mama continua a ser a principal preocupação, mas também devido à falta de especificidade dos seus sinais clínicos e radiológicos. Apenas a evidência histológica pode garantir um diagnóstico definitivo.

No entanto, alguns critérios clínicos parecem úteis para chamar a atenção p a r a uma etiologia tuberculosa:

• A existência de um abcesso mamário que recorre após antibioticoterapia padrão e drenagem cirúrgica correta.

• Adenopatia axilar fistulizada associada a um nódulo mamário.

• Raramente, uma fístula mamária com descarga intermitente pontuada pelo ciclo menstrual.

• A tuberculose mamária tem uma variedade de caraterísticas clínicas, com um início quase sempre insidioso e raramente agudo. As lesões são frequentemente unilaterais, principalmente na região quadrante-superolateral. De acordo com Wilson e MacGregor, apenas 3% dos casos são bilaterais (9). A tuberculose mamária imita o abcesso piogénico nas mulheres jovens e o carcinoma da mama nas mulheres mais velhas (10). São habitualmente descritas três formas clínicas:

• - A forma nodular: a mais frequente (75% dos doentes), apresenta-se como uma massa indolor, de crescimento lento na mama, que pode ou não estar associada a adenopatia. A mamografia revela uma lesão densa com contornos indistintos, sugestiva, em primeira instância, de carcinoma da mama (11).

• - Forma difusa com uma massa tumoral inflamatória e dolorosa, frequentemente fistulosa na pele. A cobertura cutânea é espessada até

A lesão e os gânglios linfáticos axilares estão frequentemente associados. A mamografia sugere inicialmente um carcinoma inflamatório (2, 11).

• - Forma caseosa, mais frequente nas mulheres idosas. Trata-se de uma massa indurada dolorosa, raramente supurada (2, 8). Pode observar-se um corrimento crónico, mas a sua frequência é avaliada de forma diferente pelos diferentes autores. Pode ser seroso, purulento ou hemorrágico. O exame dos gânglios linfáticos revela gânglios linfáticos axilares em 75% dos casos, que são móveis e podem evoluir para fistulização (12, 13). Podem também ser observadas adenopatia cervical, adenopatia supra-clavicular homolateral ou adenopatia axilar contralateral. A adenopatia pode preceder o envolvimento da glândula mamária e ser o único motivo de consulta.

1- Dados anamnésticos :

a) História:

Factores de risco: Os factores de risco classicamente referidos na literatura são a gravidez, a lactação, uma história de trauma ou abcesso mamário, mastite crónica, uma história de doença supurativa da mama, imunodepressão e VIH [21].

História de tuberculose: A história do doente deve incluir a pesquisa de outro local de tuberculose, particularmente nos pulmões, e uma história de contágio de tuberculose.

b) Sinais funcionais :

Os atrasos na consulta são frequentemente observados. De facto, os doentes consultam após um atraso variável que vai de uma semana a 5 anos [18], o que indica a cronicidade da condição. A tuberculose mamária pode apresentar-se de diferentes formas:

Inchaço da mama: a doente pode apresentar um nódulo mamário. Este é o modo mais frequente de revelação.

Dor: pode ser observada mastodinia pré-menstrual.

Corrimento mamário: pode estar presente um corrimento purulento ou sanguinolento. A evolução é para ulceração, com um corrimento seroso ou acastanhado ao ritmo menstrual.

2- **Exame clínico :**

Clinicamente, a tuberculose mamária caracteriza-se pela ausência de sinais clínicos específicos

a) Exame geral :

Os doentes encontram-se geralmente em bom estado geral. Isto acontece na ausência de qualquer outra localização bacilar concomitante, particularmente nos pulmões, onde se encontram habitualmente sinais de impregnação tuberculosa.

b) Exame mamário:

** Inspeção:

Nesta fase, é frequente encontrar alterações morfológicas na mama. No entanto, a mama pode ser completamente normal. A mama afetada no seu todo é ligeiramente maior do que a mama oposta e tem uma circulação venosa colateral. No entanto, o seu volume pode estar reduzido, sobretudo nas formas escleróticas. O mamilo é geralmente pouco afetado. Pode estar retraído, mas trata-se de um sinal inespecífico, uma vez que se encontra em todas as lesões crónicas e infiltrativas da mama. Esta retração pode aparecer muito antes dos outros sinais. Pode também existir uma ulceração eczematosa crostosa ou, frequentemente, múltiplas ulcerações. A pele do lado oposto ao seio é normal ou é o local de um processo inflamatório que dá o aspeto de uma casca de laranja. Finalmente, a fístula crónica, que é um aspeto raro mas mais sugestivo, pode ser uma fístula mamária com descarga intermitente ou uma fístula linfonodal com uma mama grande.

** Palpação:

A palpação mostra a temperatura local da mama. Se houver um nódulo, as suas caraterísticas devem ser especificadas:

A forma: é frequentemente arredondada nos casos de tuberculose [22].

O tamanho: varia de 01 a 10cm [22].

Localização: o tumor localiza-se frequentemente no quadrante superior externo da mama. Este facto pode dever-se à proximidade dos gânglios linfáticos axilares. No entanto, outros quadrantes também podem ser afectados [23-24].

A tuberculose mamária é frequentemente unilateral. O envolvimento bilateral ocorre em 3% dos casos [23] .

Os limites da massa são normalmente irregulares [23].

Consistência: pode ser firme ou dura, por vezes pétrea, simulando um cancro da mama.

Sensibilidade: o tumor é indolor em 75% dos casos. Ocasionalmente, é doloroso e pode assumir o aspeto de um abcesso mamário ou de uma mastite com um aspeto francamente inflamatório.

Mobilidade: a massa é frequentemente móvel e não aderente à pele ou às camadas profundas. Por vezes é aderente, o que sugere um cancro da mama.

Número: as massas tumorais são frequentemente únicas, sendo os nódulos múltiplos menos comuns.

A palpação também permite procurar um eventual corrimento mamilar através da pressão concêntrica da mama e da expressão do mamilo. É necessário especificar o carácter uni ou pluriorificial e uni ou bilateral do corrimento, o aspeto, o tamanho e a forma do mamilo. quantidade e recolher uma amostra para um estudo citológico e bacteriológico.

** Exame dos gânglios linfáticos:

A palpação das mamas é seguida da palpação dos gânglios linfáticos axilares e supra-claviculares em busca de adenopatias, cuja consistência, tamanho, aderências, sensibilidade, localização e lado afetado devem ser especificados. Segundo a maioria dos autores, os gânglios linfáticos estão presentes em 75% dos casos. Podem ser homolaterais, contralaterais ou mesmo bilaterais na axila, supraclaviculares ou homolaterais no colo do útero. São frequentemente normais, móveis e sem periadenite. No entanto, são frequentemente maiores e mais numerosos do que numa neoplasia do mesmo tamanho. Com o tempo, estes gânglios linfáticos evoluem para a fistulização.

D.DIAGNÓSTICO PARACLÍNICO :

1- Radiologia :

A mamografia na tuberculose mamária é de valor limitado, uma vez que os achados são frequentemente indistinguíveis do carcinoma da mama [26-27]. A imagem mamográfica da tuberculose nodular é geralmente uma área redonda densa com margens indistintas, sem o clássico sinal do halo encontrado no fibroadenoma [27]. O tamanho mamográfico da lesão tuberculosa correlaciona-se bem com o seu tamanho clínico, ao contrário do que acontece com o carcinoma [26]. A variedade disseminada imita o carcinoma inflamatório e as radiografias mostram uma mama densa com pele espessada [27]. A mastite esclerosante tuberculosa aparece como uma massa densa e homogénea com septos fibrosos e retração do mamilo [25-26-28-29]. No entanto, como a tuberculose da mama é comum em mulheres jovens com idades compreendidas entre os 20 e os 40 anos, as mamas densas tornam a mamografia difícil de interpretar.

A ecografia da mama é barata e facilmente acessível, e permite uma melhor caraterização da lesão (particularmente das lesões quísticas) sem exposição à radiação [27]. Na forma nodular da doença, as lesões são hipoecóicas com margens mal definidas, ou massas quísticas complexas. Na tuberculose mamária difusa, observam-se massas hipoecogénicas mal definidas, enquanto que em doentes com tuberculose mamária esclerosante, observa-se um aumento da ecogenicidade do parênquima mamário, muitas vezes sem uma massa definida [27-30]. Ocasionalmente, um bico, tal como uma ligação fistulosa entre o abcesso retromamário e a parede torácica, é visto na ecografia [36]. O exame ultrassonográfico da mama permite avaliar a eficácia do tratamento médico e também permite a aspiração com agulha fina guiada por ultrassom de coleções profundas, o que evita a necessidade de múltiplas punções [27-28].

A combinação da mamografia e da ecografia mamária aumenta a sensibilidade e a especificidade de ambos os exames.

A TC raramente contribui para o rendimento do diagnóstico, para além de definir o envolvimento da parede torácica em doentes com uma massa mamária profundamente aderente [31]. O abcesso mamário tuberculoso pode ser considerado uma lesão hipodensa, não homogénea, com uma margem lisa e um rebordo circundante na TC com contraste. Também se pode observar um trajeto fistuloso direto com a pleura ou um fragmento de costela destruído no abcesso [32]. É possível a drenagem percutânea de um abcesso mamário tuberculoso sob controlo por TC [31]. A TC pode mostrar uma ou mais áreas de destruição pulmonar [31-33], e é uma ferramenta valiosa para demonstrar a extensão da doença.

A RM mamária pode revelar uma lesão com sinal irregular nas imagens ponderadas em T2, sugerindo um abcesso mamário. Mais uma vez, estes achados não são específicos e só são úteis para demonstrar a extensão extra-mamária da lesão [30-32-33].

A radiografia do tórax é sistemática nos casos de tuberculose mamária, uma vez que é frequente encontrar tuberculose pleuropulmonar ativa ou latente [34]. A tuberculose mamária pode, portanto, revelar envolvimento pleuropulmonar.

A radiografia do tórax pode revelar adenopatia mediastínica, osteíte da parede torácica ou calcificações pericárdicas ou pleurais. Ocasionalmente, pode mostrar as sequelas de tuberculose antiga, muitas vezes não detectadas sob a forma de infeção tuberculosa primária, deixando calcificações hilares.

2- Biologia: [35]

a. HEMOGRAMA: Pode revelar uma anemia de tipo inflamatório. A linfocitose é encontrada em 40% dos casos. Ocasionalmente, o hemograma mostra uma hiperleucocitose predominantemente neutrofílica.

b.VS: Frequentemente acelerada, raramente excede os 100 mm, especialmente nas formas inflamatórias difusas.

b. Reação Intradérmica da Tuberculina (TIR): O teste tuberculínico TST ou teste de Mantoux é um teste interessante para orientação diagnóstica, tendo em conta o perfil vacinal e imunitário do indivíduo.

***Citologia e bacteriologia por aspiração com agulha fina**

- A citologia aspirativa por agulha fina (CAAF) da lesão mamária continua a ser um importante instrumento de diagnóstico da tuberculose mamária [2]. Aproximadamente 73% dos casos de tuberculose mamária podem ser diagnosticados na PAAF através da demonstração da presença de granulomas de células epitelioides e de necrose [2]. A ausência de necrose na PAAF não exclui o diagnóstico de tuberculose, dada a pequena quantidade d e   amostra colhida e examinada.

-A deteção de bacilos álcool-ácido resistentes (BAAR) na PAAF não é obrigatória, uma vez que os BAAR só são vistos ao microscópio quando existem entre 10 000 e 100 000 num mililitro de material [36].

Nos abcessos mamários tuberculosos, a FNAC pode ser inconclusiva se a amostra for dominada por exsudados inflamatórios agudos. No caso de um abcesso mamário BAAR-negativo que não cicatriza apesar de uma drenagem adequada e de uma terapêutica antibiótica apropriada, deve suspeitar-se do diagnóstico de tuberculose subjacente. A biopsia da parede do abcesso com evidência das caraterísticas histológicas da tuberculose ou uma cultura positiva são essenciais para confirmar o diagnóstico de mastite tuberculosa [2-24].

* **Cultura** - Embora a cultura micobacteriana continue a ser o padrão de ouro para o diagnóstico da tuberculose, o tempo necessário e os frequentes resultados negativos de amostras paucibacilares são as principais limitações. Para além disso, a cultura nem sempre é útil para o diagnóstico da tuberculose mamária [37]. Nas últimas duas décadas, foram descritas várias técnicas rápidas para detetar o crescimento precoce de micobactérias (5 a 14 dias em comparação com 2 a 8 semanas com os métodos convencionais) [37], ajudando a obter relatórios de cultura e sensibilidade relativamente cedo. Os sistemas BACTEC, tubo indicador de crescimento micobacteriano (MGIT), Septi-chek e MB / BacT43 contam-se entre os mais

importantes.

*** Reação em cadeia da polimerase (PCR)** - Os métodos de amplificação de genes (PCR e isotérmico) desenvolvidos para o diagnóstico da tuberculose são altamente sensíveis, particularmente em amostras negativas para cultura de formas paucibacilares da doença. Foram desenvolvidas várias técnicas de PCR para a deteção de sequências específicas de Mycobacleriiiin tuberculosis e de outras micobactérias. A PCR tem taxas de positividade que variam entre 40 e 90% no diagnóstico da linfadenite tuberculosa [37]. A PCR no diagnóstico da tuberculose mamária é mencionada com menos frequência, principalmente como uma ferramenta para distinguir a mastite tuberculosa de outras formas de mastite granulomatosa em alguns relatórios [38]. No entanto, a PCR não é de modo algum absoluta no diagnóstico da infeção tuberculosa e são sempre possíveis falsos negativos [37].

A maior parte destas novas técnicas são demasiado dispendiosas e sofisticadas para poderem ser de utilidade prática para a grande maioria dos doentes com TB que vivem em países subdesenvolvidos.

3. Estudo anatomopatológico :

* **Histopatologia da amostra** - Os achados histológicos são consistentes com granulomas de células epitcloides com necrose caseosa na amostra. A biopsia básica por agulha fornece uma boa amostra, permitindo frequentemente um diagnóstico positivo. No entanto, a biopsia aberta (incisão ou excisão) de uma massa mamária, úlcera ou da parede de uma cavidade suspeita de abcesso mamário tuberculoso confirma quase sempre a tuberculose da mama [26].

Histologicamente, a mastite tuberculosa é uma forma de inflamação granulomatosa. Existem várias patologias mamárias caracterizadas histologicamente por uma reação tecidular de tipo tuberculoide. Estas incluem a sarcoidose, várias infecções fúngicas e reacções granulomatosas a gorduras modificadas. Por vezes, o quadro microscópico é indistinguível do da tuberculose [25].

==> Classificações histológicas [19]

Existem duas classificações válidas para a tuberculose mamária:

Classificação de Delarue: Esta classificação distingue quatro formas anatomopatológicas:

- Lobulite mamária tuberculosa: esta é a lesão histológica mais comum. Afecta os lóbulos glandulares, que são o local das lesões caseofoliculares em relação ao canal interlobular e aos tecidos perilobulares. Existem dois aspectos distintos:

➢ Galactoforite tuberculosa, uma lesão que afecta seletivamente o ducto galactóforo.

➢ Galactoforite encistada, em que os ductos contêm pus espesso da parede calcificada.

• Galactoforite vegetativa, com vegetações papilares intracanal intracanal em forma de botões carnudos contendo folículos tuberculosos;

• abcesso frio, que é um foco caseoso supurado, aberto ou não num galactóforo e contendo pus com BK ;

• miliária da mama. Esta é uma localização excecional para a granulose generalizada, caracterizada por vários focos isolados, do tamanho de uma cabeça de alfinete, branco-amarelados. Histologicamente, a lesão intralobular tem todas as caraterísticas da miliária tuberculosa.

Classificação de McKeown e Wilkinson: A mais utilizada, a tuberculose mamária, divide-se em cinco tipos diferentes: mastite tuberculosa nodular, mastite tuberculosa disseminada, mastite tuberculosa esclerosante, mastite tuberculosa obliterante e mastite tuberculosa militar aguda. A forma nodulocaseosa apresenta-se como uma massa indolor, de crescimento lento e bem circunscrita que progride para envolver a pele sobrejacente e pode ulcerar, formando seios de descarga. A forma disseminada inicia-se com múltiplos focos em toda a mama, causando a formação de sinusite com ou sem ulceração dolorosa. A forma esclerosante ocorre nos idosos, sendo a caraterística dominante a fibrose excessiva em vez de caseificação. A mastite tuberculosa obliterante caracteriza-se por uma infeção dos ductos que provoca a proliferação do epitélio da mucosa com fibrose epitelial e periductal acentuada. A mastite tuberculosa miliar aguda é considerada como parte da tuberculose miliar generalizada [39].

E. Diagnósticos diferenciais: [18,40]

1. Cancro da mama :

O cancro da mama constitui o maior problema de diagnóstico diferencial com a tuberculose mamária. A mastite tuberculosa, especialmente na sua forma nodular, dá origem a receios de cancro. No caso do carcinoma mamário, a retração do mamilo e o corrimento são mais frequentes do que no caso da tuberculose.

A adenopatia axilar em casos de tuberculose mamária é normalmente normal. No entanto, são maiores e mais numerosas do que seriam normalmente numa neoplasia do mesmo volume.

O cancro inflamatório da mama pode ser confundido com a tuberculose mamária aguda, tal como as supurações piogénicas da mama. Clinicamente, é possível orientar-se mais para o carácter benigno da tuberculose, agrupando um certo número de critérios como se segue:

• O terreno, com a multiparidade, a gravidez, a amamentação e a idade jovem da doente;

• Galactorreia purulenta ;

• Dores localizadas ;

• Fístulas mamárias ;

• Um local de tuberculose extra-mamária;

• Um mamilo intacto;

No entanto, a certeza baseia-se na demonstração de granulomas epitelioides e giganto-celulares no exame patológico.

2. Abcesso mamário: Este é o principal problema de diagnóstico diferencial em mulheres jovens. A abordagem diagnóstica varia em dificuldade consoante a mastite seja aguda ou crónica.

-Mastite aguda: o aspeto clínico, sobretudo no início da evolução, é muito semelhante ao de um abcesso mamário agudo e de uma tuberculose mamária. A citopunção é a chave do diagnóstico e mostra que a lesão é piogénica, com uma cultura estafilocócica.

-Abcesso mamário crónico: Trata-se de um problema importante na diferenciação entre a mastite infecciosa e a tuberculose. Deve ser efectuado um estudo bacteriológico do pus para eliminar um germe. Além disso, sempre que o pus for amicrobiano, deve ser feita uma pesquisa sistemática de tuberculose, sobretudo nos países endémicos.

3. Mastopatias benignas :

a. Fibroadenoma: é um tumor da mama comum nas mulheres jovens. Trata-se de uma lesão sólida, elástica, bem circunscrita e móvel, que pode aparecer em qualquer parte da mama, é geralmente múltipla e tende a recidivar após a remoção.

b. Doença fibrocística: abrange uma vasta gama de quistos com um bordo epitelial a adenomas esclerosantes, apresentando-se como uma massa bem circunscrita e flutuante. No caso de um tumor sólido, a sensibilidade da massa pode sugerir um tumor sólido, mas, inversamente, a sua suavidade e a noção de aparecimento súbito são favoráveis a um quisto. Uma doente que apresente pequenas anomalias quísticas difusas, com uma reação fibrosa importante e seios nodulares e dolorosos, coloca um problema de diagnóstico diferencial com a tuberculose mamária.

4. Mastite granulomatosa: É uma doença benigna e rara, representando 0,5% dos tumores mamários. Trata-se de uma lesão inflamatória crónica, amicrobiana, localizada nos lóbulos e que afecta os ductos galactóforos subareolares proximais, que afecta mulheres jovens. O exame histológico confirma o diagnóstico, mostrando lesões inflamatórias difusas e formações nodulares: o "granuloma", composto por células gigantes do tipo Langerhans ou células de "reação de corpo estranho" e células epitelióides sem necrose caseosa. O granuloma é extra-areolar.

5. Mastite de células plasmáticas: A mastite plasmocitária é uma doença benigna e antimicrobiana da mama, caracterizada pela infiltração de células plasmáticas. Afecta 25 a 40% das mulheres com mais de 50 anos.

F. Tratamento:

Não existem diretrizes específicas para o tratamento da tuberculose mamária. A doença é tratada como qualquer outra forma de tuberculose extrapulmonar. Normalmente, o tratamento anti-tuberculose é o tratamento primário da tuberculose mamária e é efectuada uma cirurgia mínima para remover as lesões residuais. O tratamento anti-tuberculose inclui a rifampicina, a isoniazida, a pirazinamida e o etambutol [5]. A recuperação é normal, embora muitas vezes tardia. A mastectomia é reservada para os doentes com infeção residual persistente [18].

G. Evolução :

a- Nenhum tratamento:

A evolução mais comum é a supuração. A progressão é lenta ou acelerada pela gravidez ou pela amamentação. A mastite torna-se mais macia e flutuante. Se a massa for deixada sozinha, forma-se um abcesso frio intramamário que acaba por aderir à superfície superficial, provocando a retração da pele e do mamilo e, em seguida, a fistulação com a pele, deixando no local, após evacuação parcial, uma fístula tuberculosa crónica caraterística com uma única ou, mais frequentemente, várias aberturas. Por fim, a mama torna-se irregular, irregular e fistulosa em vários pontos.

b- Em tratamento:

O resultado é favorável quando o tratamento é precoce e bem administrado.

c- Vigilância:

-Clínico: inclui o exame geral, o peso, o exame mamário e o exame de todos os gânglios linfáticos. Inclui também um exame pleuropulmonar e a avaliação da tolerância aos medicamentos anti-tuberculose.

-Orgânico: por VS

Radiológicos: mamografia, ecografia mamária e radiografia do tórax.

E. Prognóstico:

A vida da doente não fica comprometida quando a tuberculose mamária é isolada. Por outras palavras, o prognóstico vital do doente depende de outros locais de tuberculose, que devem ser sistematicamente investigados com o máximo cuidado.

F. Prevenção :

1. Medidas de prevenção do contacto: isolamento do doente
contaminado;

2. Vacinação;

3. Quimioprofilaxia: Quimioprofilaxia à base de isoniazida durante 6 a
9 meses, numa dose de 5 mg/kg/dia, não devendo exceder 300 mg/dia:

• Indivíduos com infeção tuberculosa latente.

• Indivíduos VIH+

• Recém-nascidos se a mãe for contagiosa à nascença e se não houver
sinais clínicos ou radiológicos de tuberculose ativa.

CONCLUSÃO

A tuberculose mamária é um local extra-pulmonar raro de tuberculose, cujo diagnóstico pode colocar uma série de dificuldades clínicas e paraclínicas. Só é confirmado pelo estudo histológico das biópsias, que mostram lesões específicas da tuberculose: a presença de "granulomas de células epitcloides com necrose caseosa". O diagnóstico diferencial essencial é o cancro da mama, que nunca deve ser negligenciado. Apesar da sua raridade, este diagnóstico deve ser considerado em países onde a tuberculose é altamente endémica, como a Tunísia.

REFERÊNCIAS

[1] Actualizações em tuberculoseLigações dos autores Abrir painel de sobreposiçãoAnaïsDupont(Pharmacien d'officine)aChetaouMahaza(Professeur des universités)bVéroniqueApaire-Marchais(Professeur des Universités, médico adjunto)

[2] Agoda-Koussela. L.K, Djibril. A .M, Adjessou. K.V ; Tuberculose da mama: Um relato de caso. J Afr Imag Méd 2014; 6 (3),73-77... [3] Zekri.H, Boufettal.H,Bennairi.Oen collaboration ; La tuberculose mamária à propos de dix cas .Journal Marocain des Sciences Médicales 2010, Tome XVII ; N°2, 19-22.

[4] Relatório Global sobre a Tuberculose 2019

Organização Mundial da Saúde (Ed.) , Organização Mundial da Saúde (2019)

[5] Illustrations of Breast Diseases Longman, California, & Rees, O. Brown and Green , London (1829)

[6] R. De Sousa , R. Patil Tuberculose mamária ou mastite granulomatosa: um dilema de diagnóstico Ann. Trop. Med. Santé publique , 4 (2) (2011) , p. 122

[7] .S. Gon Tuberculous mastitis - A great masquerade / Tüberküloz

Mastiti- Büyük Taklitçi Turkish. J. Pathol. , 29 (1) (2013) , pp. 61 -

63

[8].PT Kao , MY Tu , SH Tang , HK Ma Tuberculose da mama com

eritema nodoso: relato de um caso J. Med. Case Rep., 4 (1) (2010) ,

p. 124

[9].SR Shinde , RY Chandawarkar , SP Deshmukh Tuberculose da

mama disfarçada de carcinoma: um estudo de 100 pacientes World J.

Surg. 19 (3) (1995) , pp. 379 - 381

[10].G. Schaefer Tuberculose da mama: uma revisão com a

apresentação adicional de dez casos Un m. Rev. Tuberc. Pulmonar

Dis. 72 (6) (1955) , pp. 810 - 824

[11].G. Madhusudhan Ks Tuberculose primária da mama disfarçada

de carcinoma Singapore Med. J. , 49 (1) (2008)

[12].C. Jaideep , M. Kumar , AK Khanna Male mammary tuberculosis

Postgrad. Med. J. 73 (861) (1997) , pp. 428 - 429

[13].N. Kalarç , B. Ozkan , H. Bayiz , AB Dursun , F. Demirağ Breast

Tuberculosis Breast , 11 (4) (2002) , pp. 346 - 349

[14].PP Infecções específicas de Rosen Patologia da mama de Rosen

(4ª ed.), Lippincott Williams e Wilkins (2015)

[15].SP Luh , JD Hsu , YS Lai , SW Chen Infeção tuberculosa

primária da mama: experiências de ressecção cirúrgica em pacientes

idosos e revisão da literatura J. Zhejiang Univ. Sci. B , 8 (8) (2007)

, pp. 580 - 583

[16].PP Gupta , KB Gupta , RK Yadav , D. Agarwal Mastite

tuberculosa: revisão de sete casos consecutivos Indian J. Tuberc. 50 (

1) (2003) , pp. 47 - 50

[17] Direção dos cuidados de saúde de base. Ministério da Saúde

Pública. República da Tunísia. Boletim Epidemiológico 2001;23:9-10.

[18] Khaiz D, Lakhloufi A, Chehab F, et al. Tuberculose mamária.

Cerca de dois casos. Sem Hop Paris 1993;69:454-8

[19] . Tuberculose mamária: um estudo retrospetivo de 65 casos

Ligações dos autores abrir painel de

sobreposiçãoJ.BenHassounaaA.GamoudibH.BouzaieneaT.DhiabaF.Kh

omsiaR.Chargui a

H.SifiaM.MtaallahaR.MakhloufaA.ChebbicH.BoussendM.Héchichea

K.Rahala

[20] Ben Hassouna . J et Al ; Gynécologie obstétrique et fertilité 33,

(2005) ,870876.

[21]. J.J.C. Rajaonarison, J.M. Rakotondraisoa, B.S.

Rasoanandrianina, E. Ravelosoa, D.M.A. Randriambololona. Um novo caso de tuberculose mamária primária. Rev. méd. Madag. 2015; 5(1): 534-537).

[22] Mahjoub H. Tuberculose mamária. Tese de Doutoramento em Medicina Tunis 1992: n° 11.

[23] WILSON J.P., CHAPMAN S.W.Tuberculous mastitis, Chest 1990; 98:1505 1509.

[24] EI MANSOURI A., MOUMEN M., LOUAHLIA S. Tuberculose mamária: três casos, Sem. Hop. Paris 1993;69:12771279. [25]. Banerjee SN, Ananthakrishnan N, Mehta RD, Prakash S. Tuberculous mammitis: a persistent problem. World J Surg 1987; 11: 105-9. [26]. Shinde SR, Chandawarkar RY, Deshmukh SP. Tuberculose da mama mascarada de carcinoma: um estudo de 100 pacientes. World J Surg 1995; 19: 37981.

[27]. Popli MB. Pictorial essay: tuberculosis of the breast. Indian J Radiol Imag 1999; 9: 127-32.

[28]. Schnarkowski P, Schmidt D. Kessler M, Reiser MF. Tuberculose da mama: Achados de US, mamografia e TC. J Comput Assist Tomogr 1994; 18: 970- 1.

[29]. Makanjuola D. Murshid K, Al Sulaimani S, Al Saleh M. Mammographic features of mammary tuberculosis: skin bulge and

sinus tract sign. Clin Radiol 1996; 51: 354-8.

[30]. Oh KK, Kim JH, Kook SH. Imagiologia da doença tuberculosa da mama. Eur Radiol 1998; 8: 1475-80.

[31]. Romero C, Carreira C, Cereceda C, Pinto J, Lopez R, Bolanos F;. Tuberculose mamária: tratamento percutâneo de um abcesso tuberculoso mamário. Eur Radiol 2000; 10: 531-3.

[32]. Bhatt GM, Austin HM. A demonstração de empiema por TC é necessária. J Coinput Assist Tomogr 1985; 9: 1108-09.

[33]. Chung SY, Yang I, Bae SH, Lee Y, Park HJ, Kim HH, et al. Abcessos tuberculosos na região rctromamária: Achados de TC. J Comput Assist Tomogr 1996; 20: 766-9.

[34]) AINAB I, IDRISSI A, ZAMIATI W, ADIL A. Aspectos radiológicos da tuberculose mamária

[35] SOPENA B.,MIRAMONTES S., CLIMENT A., GARCIA-VILA LM ARNILLAS Tuberculose da mama: apresentação clínica invulgar de tuberculose extrapulmonar

[36]. Pagel W, Simmonds FAH, Macdonald J, Nassau E. Pulmonary Tuberculosis. 4th ed. London: Oxford University Press; 1964 p. 245.

[37]. Katoch VM. New diagnostic techniques for tuberculosis. Indian J Med Res 2004; 120: 418-28.

[38]. Tse GM, Poo \ n CS, Ramachandram K, Ma TK, Pang LM, Law BK, et al. Granulomatous mastitis: a clinicopathological review of 26 cases. Pathology 2004; 36: 254-7.

[39].KC Mckeown , KW Wilkinson Tuberculous breast disease Br. J. Surg. 39 (157) (1952) , pp. 420 - 429

[HERRMAN JL, LAGRANGE P. Bacteriologia da tuberculose e das infecções micobacterianas atípicas. EMC, Pneumologia 1999; 6-019-A34.

RESUMO

Tuberculose mamária: revisão da literatura

Introdução

A tuberculose mamária é uma forma rara de tuberculose extrapulmonar, mesmo em regiões endémicas, representando apenas 0,06% a 0,1% de todos os casos de tuberculose. Causada pelo Mycobacterium tuberculosis, afecta principalmente os pulmões, mas pode propagar-se a outros órgãos, incluindo a mama. A tuberculose mamária, que é frequentemente confundida com um tumor maligno devido às suas semelhanças clínicas e radiológicas, afecta principalmente mulheres em idade fértil. O diagnóstico baseia-se em provas bacteriológicas e histopatológicas e o tratamento baseia-se principalmente em medicamentos anti-tuberculose, sendo por vezes necessária uma intervenção cirúrgica.

Métodos

Foi efectuada uma revisão da literatura utilizando as bases de dados PubMed, Google Scholar e Web of Science. Os termos de pesquisa utilizados foram "tuberculosis" e "breast", e foram incluídos estudos publicados até 2023 em inglês e francês. Os dados recolhidos abrangem a epidemiologia, as caraterísticas clínicas, os factores de risco, as dificuldades de diagnóstico, as abordagens terapêuticas e o prognóstico. Foi dada especial atenção às dificuldades de diferenciação entre a tuberculose mamária e outras patologias da mama, nomeadamente o cancro, de modo a evitar procedimentos invasivos desnecessários.

Resultados

A tuberculose mamária é uma ocorrência rara, representando 0,025% a 4,5% de todos os casos. de todas as patologias mamárias na Tunísia. A maioria dos doentes são mulheres jovens e multíparas. A doença apresenta-se nas formas primária ou secundária, sendo a forma primária extremamente rara. As manifestações clínicas incluem massas mamárias, dor ou descarga purulenta. Os exames imagiológicos, como a mamografia e a ecografia, simulam frequentemente uma patologia maligna, mas o diagnóstico é confirmado por um exame citológico ou histopatológico, que revela uma inflamação granulomatosa com necrose caseosa. A aspiração por agulha fina (FNAC) e a biopsia são essenciais para um diagnóstico exato.

Discussão

A tuberculose mamária representa um grande desafio diagnóstico devido à sua apresentação clínica inespecífica e à sobreposição radiológica com o cancro da mama. Os principais factores de risco incluem a gravidez, a amamentação, a imunossupressão e uma história de exposição à tuberculose. O diagnóstico diferencial inclui cancro da mama, abcessos, fibroadenomas e mastite granulomatosa. O tratamento baseia-se principalmente na terapêutica antituberculose com múltiplos fármacos (isoniazida, rifampicina, pirazinamida e etambutol) durante seis meses. A cirurgia é reservada para casos complexos, como abcessos, ou quando o tratamento falha. O prognóstico é geralmente favorável se o tratamento for iniciado precocemente.

Conclusão

Embora rara, a tuberculose mamária deve ser considerada no diagnóstico diferencial de lesões mamárias, particularmente em regiões endémicas. O diagnóstico precoce e o tratamento adequado podem evitar complicações. O principal desafio diagnóstico reside na distinção entre tuberculose e cancro da mama, mas a confirmação histopatológica continua a ser o padrão de ouro para o diagnóstico. O tratamento adequado conduz geralmente a uma cura completa, sublinhando a importância do tratamento precoce.

Palavras-chave: mama; tuberculose; mamografia; ultrassom; doença; tratamento.

ÍNDICE DE CONTEÚDOS

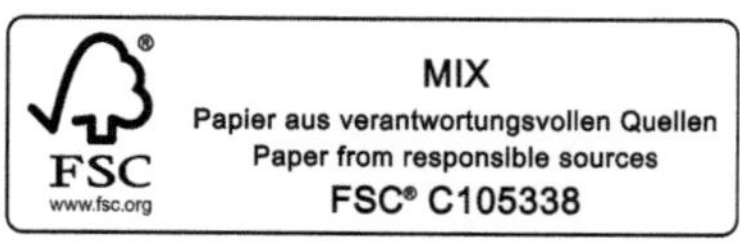

MIX
Papier aus verantwortungsvollen Quellen
Paper from responsible sources
FSC® C105338